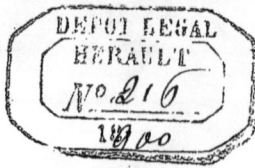

CONTRIBUTION A L'ÉTUDE

DES

ARTHRITES A PNEUMOCOQUES

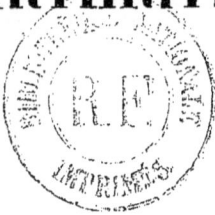

PAR

Léon LAFONT

DOCTEUR EN MÉDECINE

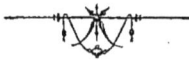

MONTPELLIER

G. FIRMIN ET MONTANE, IMPRIMEURS DE L'UNIVERSITÉ

Rue Ferdinand-Fabre et Quai du Verdanson

1900

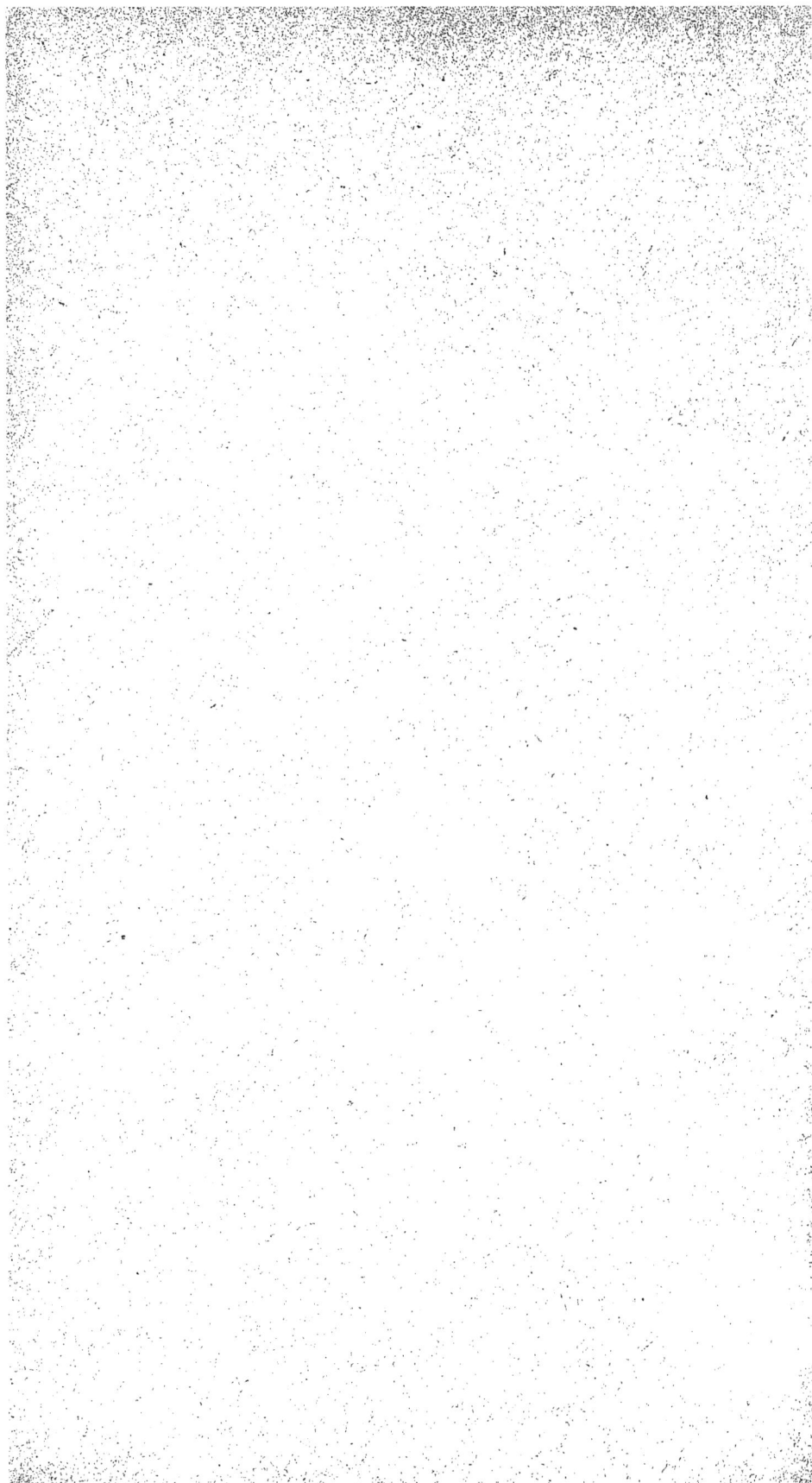

CONTRIBUTION A L'ÉTUDE

DES

ARTHRITES A PNEUMOCOQUES

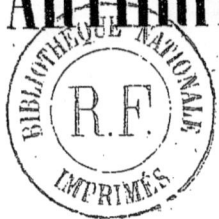

PAR

Léon LAFON

DOCTEUR EN MÉDECINE

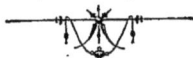

MONTPELLIER

G. FIRMIN et MONTANE, IMPRIMEURS DE L'UNIVERSITÉ

Rue Ferdinand-Fabre et Quai du Verdanson

—

1900

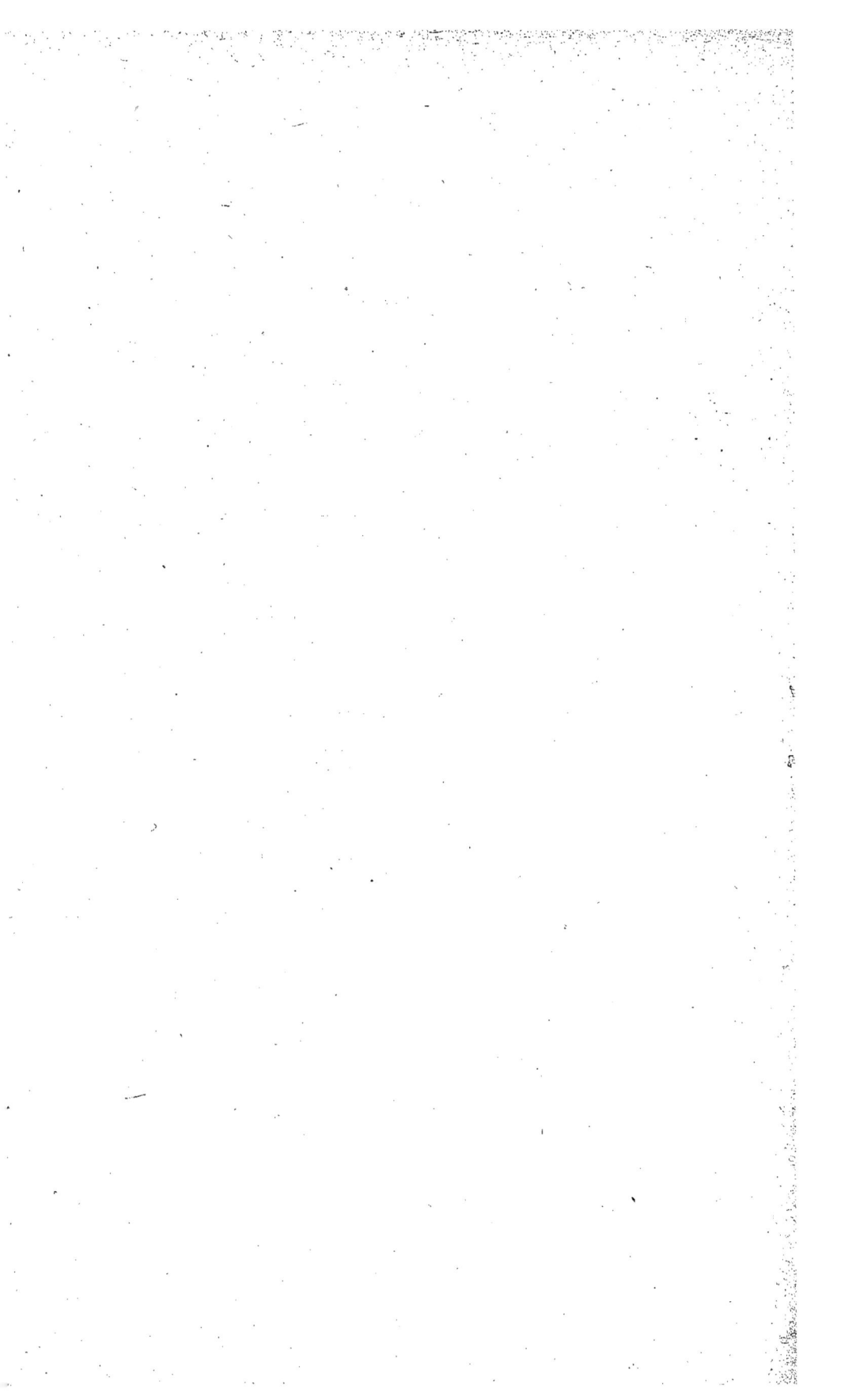

A LA MÉMOIRE DE MON PÈRE

A MA FAMILLE

A MES AMIS

L. LAFON.

INTRODUCTION

Il est peu de questions aussi intéressantes et aussi bien étudiées aujourd'hui que celle des localisations extra-pulmonaires du pneumocoque. Nous avons encore présentes à la pensée les Leçons cliniques dans lesquelles, en 1898, M. le professeur Grasset attirait notre attention sur les infections pneumococciques, sur la multiplicité des localisations qu'elles peuvent affecter, sur la variabilité des symptômes qu'elles peuvent réaliser. La question était alors d'actualité ; elle avait donné lieu à bien des travaux remarquables, et l'on rattachait à l'infection pneumococci-que quelques entités morbides telles que l'ascite idiopa-thique des jeunes filles, pour n'en citer qu'une, dont la genèse était jusque-là restée des plus obscures. Les étu-des se sont multipliées depuis cette époque. Les recher-ches de M. Netter et de M. Landouzy, notamment, ont montré combien l'infection pneumococcique, jusque-là trop méconnue, devait avoir une large part dans la pathologie générale, et, dans ces dix dernières années, on a fort bien mis en lumière les cas de méningite, d'ostéite, d'arthrite, d'endocardite, de péricardite, de phlébite, de néphrite, de péritonite, d'abcès profond ou sous-cutané, dont le pneumocoque est l'unique agent ; il n'est pas jusqu'au fœtus qui ne puisse être atteint par l'infection pneumococcique de la mère.

De ces différentes localisations, nous ne retiendrons que l'arthrite pneumococcique, dont nous avons observé un cas dans le service de chirurgie infantile de M. le professeur Estor. Nous fûmes frappé par la gravité de l'arthrite, qui, en un temps relativement court, avait atteint de fortes proportions et mis le petit malade dans un état d'émaciation extrême ; la rapidité de la guérison après l'intervention de M. le professeur Estor ne nous étonna pas moins.

Cette observation, que nous rapportons plus loin, a été le point de départ de notre travail. Nous avons pu recueillir de divers côtés d'autres faits dont l'intérêt nous a paru suffisant pour justifier quelques recherches sur cette question.

Nous aurons surtout pour but, dans cette étude, de rechercher par quel processus le pneumocoque peut envahir une articulation, et s'y manifester par des lésions et des symptômes qui ne diffèrent pas essentiellement de ce que l'on observe dans les arthrites dues à tout autre agent. C'est dire que nous nous étendrons surtout sur l'Etiologie et la Pathogénie, n'insistant guère, dans les autres chapitres, que sur les caractères qui semblent particuliers à l'arthrite à pneumocoques. Toutefois, nous essayerons de faire de la question des arthrites à pneumocoques une revue aussi complète que possible ; aussi examinerons-nous successivement l'Etiologie, les Symptômes, l'Anatomie pathologique, la Pathogénie, les Complications, la Marche, le Diagnostic, le Pronostic et le Traitement.

Mais avant tout, il est de notre devoir d'adresser un

hommage de respectueuse reconnaissance à tous nos maîtres de la Faculté et des Hôpitaux. Plusieurs nous ont fait toujours un accueil dont nous avons ressenti tout l'honneur et apprécié tout le bien.

M. le professeur Estor, en acceptant la présidence de notre thèse, nous a donné une nouvelle marque de sa bienveillance. Nous le remercions de l'honneur qu'il nous fait, nous le remercions surtout des longs mois que nous avons passés à ses côtés, comme aide dans le service de la clinique chirurgicale des enfants.

Nous adressons l'expression de notre profonde gratitude à M. le professeur Ollier, de Lyon, pour l'intérêt qu'il a bien voulu nous témoigner; à M. le professeur Grasset, à nos parents, M. le professeur Jaumes et M. le docteur Lafon, médecin en chef de l'hôpital de Nîmes, auprès des quels nous nous avons toujours trouvé les marques de la plus vive affection.

Nous ne saurions oublier le temps où nous avons pu, comme intérimaire, nous approcher de plus près des malades, soit à Nîmes, soit à Montpellier. Que MM. les professeurs Carrieu, Bosc et Rauzier, que MM. les docteurs Reboul, Parade, Gauch et Lafon, que nos amis aussi qui nous ont permis d'acquérir ainsi un peu de cette pratique si difficile, acceptent ici tous nos remercîments.

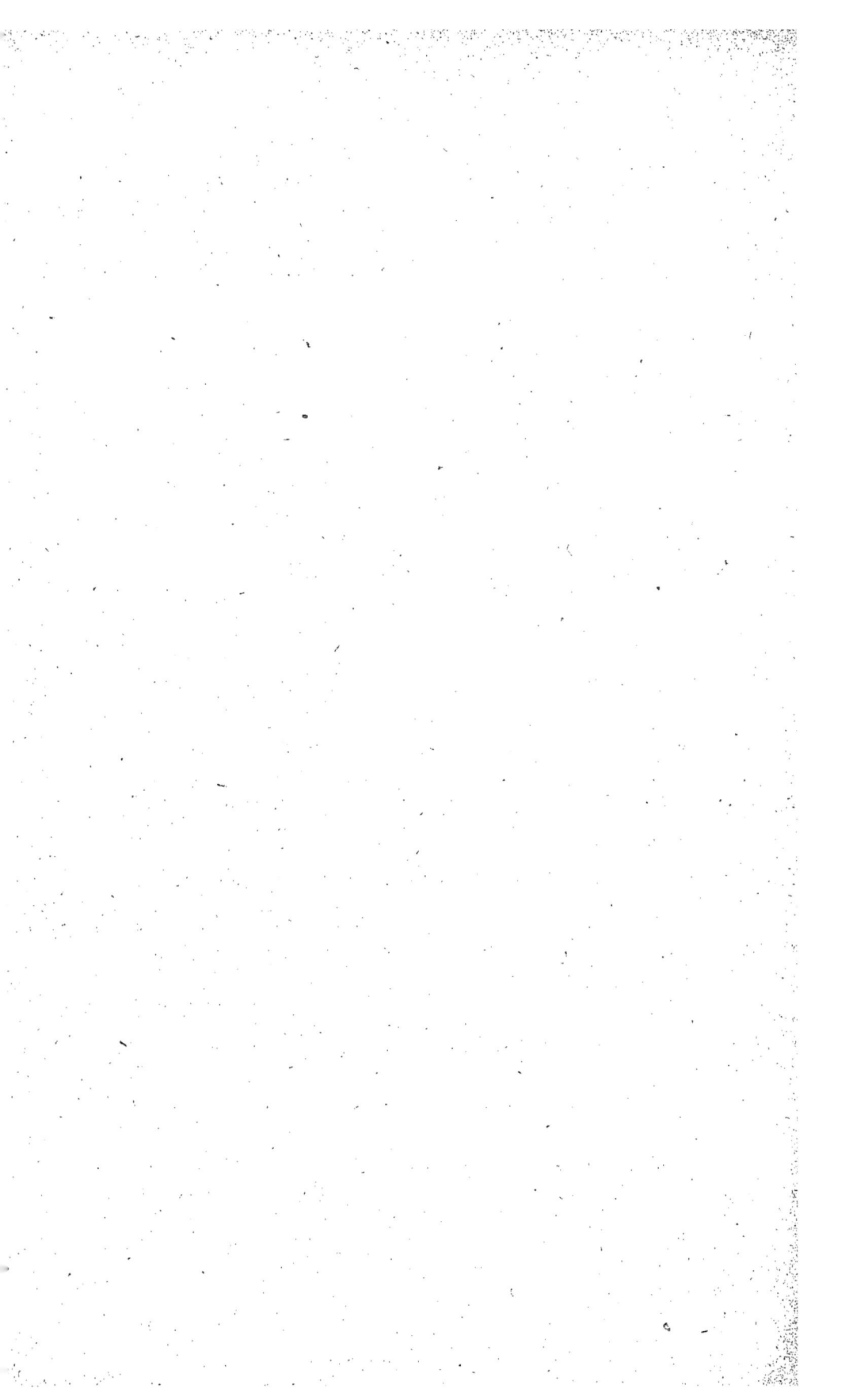

CONTRIBUTION A L'ÉTUDE

DES

ARTHRITES A PNEUMOCOQUES

ETIOLOGIE

Les circonstances dans lesquelles peut apparaître l'arthrite à pneumocoques sont multiples et tous les intermédiaires sont possibles depuis la localisation articulaire qui survient d'emblée, en plein état de santé, dans une articulation saine, jusqu'à l'infection d'une jointure malade au cours de la pneumonie la mieux caractérisée. Pour mettre un peu d'ordre dans notre étude, nous diviserons ce chapitre en : *causes efficientes, occasionnelles et prédiposantes.*

1º CAUSES EFFICIENTES. — C'est le pneumocoque de Talamon-Frœnkel. Sa description détaillée nous paraîtrait déplacée dans ce travail puisqu'elle ne présente ici rien de spécial. Nous rappellerons simplement les principaux caractères de cet agent, en indiquant, chemin faisant, les particularités que nous croirons pouvoir relever au sujet de sa localisation articulaire.

C'est donc, non un véritable coccus, mais un microbe allongé en flamme de bougie suivant la comparaison de Netter, entouré d'une sorte de capsule peut-être albumineuse. Il se colore au violet de gentiane et garde sa teinte après avoir été traité par la méthode de Gram, ce qui est important pour le diagnostic microbiologique. Il se cultive dans le bouillon à une température qui ne doit pas être inférieure à 25°; il perd sa virulence à 42°. La souris est, par excellence, l'animal réactif du pneumocoque. Elle meurt en 24 à 48 heures après inoculation d'une faible quantité de culture active. Tels sont les principaux caractères morphologiques et biologiques du pneumocoque. Nous ferons remarquer toutefois que, dans l'arthrite plus encore peut-être que dans toute autre localisation, la morphologie du pneumocoque peut présenter des variations qui permettent quelques hésitations sur son diagnostic. C'est ainsi que, dans le cas de M. le professeur Estor, la culture obtenue avec le pus retiré par l'arthrotomie montra des diplocoques dont le volume et les déformations pouvaient faire penser à des formes d'involution du pneumocoque; la culture sur agar permit à M. le professeur Rodet de faire le diagnostic bactériologique du pneumocoque. De même, Max, Schuller a trouvé dans le pus d'arthrites pneumococciques des agents présentant, suivant les cas, des différences remarquables dans leur aspect, leur forme, leur volume, leur groupement (13e Congrès de la Société allemande de Chirurgie).

La virulence est soumise à des variations non moins remarquables; elles expliquent, en partie tout au moins, tous les intermédiaires observés entre ces arthrites, qui en peu de jours produisent les pires désordres dans les articulations atteintes et ces autres inflammations articulaires qui, en un temps très court, guérissent spontanément et n'altèrent en rien le fonctionnement de l'article envahi. Indiquons toutefois dès maintenant que les articulations paraissent plus particulièrement favorisées devant l'infection pneumococcique et que le microbe de Talamon-Frœnkel n'y atteint que fort rarement la virulence qu'il présente souvent aux méninges ou dans le poumon.

Quelles sont maintenant les localisations de ce microbe dont nous venons de voir les principaux caractères ? L'on était trop porté il y a quelques années à inféoder l'idée d'infection pneumococcique à l'idée de pneumonie ; il a été démontré depuis combien est fréquente la généralisation de l'infection pneumococcique, combien sont multiples les localisations que peut affecter ce microbe. Nous avons déjà indiqué cette idée dans l'Introduction. Nous y reviendrons à propos de la Pathogénie. Rappelons simplement ici que, indépendamment des alvéoles pulmonaires qu'il faut encore laisser au tout premier rang parmi les lieux d'élection de l'envahissement pneumococcique, on a trouvé le microbe de Talamon-Frœnkel dans les bronches, le larynx, les amygdales, l'oreille moyenne, sur la valvule mitrale, dans la muqueuse stomacale. Les séreuses lui payent un large tribut et l'on sait la fréquence et la gravité des méningites, des péritonites, des pleurésies, des arthrites à pneumocoques. Cette dernière localisation est la seule qui nous intéresse et elle s'explique comme les autres par la tendance du pneumocoque à passer dans le sang, pour peu qu'il atteigne dans l'organe primitivement envahi, une suffisante virulence. Mais cette question de la migration sera mieux étudiée au chapitre de la Pathogénie. Quoi qu'il en soit, le microbe, une fois cantonné dans une articulation, peut s'y trouver à l'état de pureté ou être associé à d'autres agents qui modifieront sa virulence et aggraveront les lésions. Dans la majorité des cas, le pus que l'on retire des arthrites pseudorhumatismales ne donne pas lieu à des cultures pures d'un microbe unique; l'observation le démontre, cela ressort aussi des travaux de Max Schuller sur « les bactéries dans les arthrites métastatiques ». Il semble cependant que le pneumocoque se rencontre à l'état de pureté dans les séreuses articulaires plus souvent que tout autre microbe. C'est ainsi que le pus du petit malade de M. le professeur Estor ne renferme que des diplocoques que l'on reconnaît pour être des microbes de Talamon-Frœnkel.

De même, dans le cas de Rendu (Communication à la Soc. médic. des Hôpitaux du 1er juin 1900), un homme fait, pendant la convalescence de sa pneumonie, deux arthrites, dont l'une, purulente, intéresse l'articulation sterno-claviculaire, l'autre, séreuse, se localise au genou. Le liquide retiré de ces deux lésions renferme du pneumocoque pur. De même encore, dans le cas de Galliard et Morély, un pneumonique réalise au huitième jour de sa maladie, une arthrite du poignet qui guérit après arthrotomie et dont le pus renferme le microbe encapsulé de Talamon-Frœnkel à l'exclusion de tout autre micro-organisme. Le malade de Fernet et Lorrain (Soc. méd. des Hôpitaux, 24 janvier 1896), présente des lésions articulaires graves avec pneumocoque pur et meurt de méningite. Ausset signale un malade qui, au sixième jour d'une pneumonie, réalise dans les deux genoux deux arthrites à pneumocoque pur. Le malade de Widal a du pneumocoque dans la première articulation métatarso-phalan-

gienne gauche, et il meurt de méningite à pneumocoque.

Nous pourrions multiplier les exemples. Il nous a paru
ressortir des observations que nous avons dépouillées
que le pneumocoque, plus que tout autre microbe, peut-
être, se rencontre isolément dans les articulations qu'il a
choisies, et cela surtout dans le cas d'arthrite. Mais comment pénètre-t-il dans les articulations ?

Il est des cas où il les envahit d'emblée. Tout au moins
manifeste-t-il sa présence dans la jointure sans avoir, au
préalable, provoqué de lésions en tout autre point de
l'organisme.

Mais ce ne sont pas là les cas les plus fréquents, et, le
plus souvent l'arthrite apparaît à l'occasion d'une affection qui était déjà le fait du microbe. C'est cette circonstance étiologique que nous allons envisager dans le paragraphe suivant.

2° Causes occasionnelles. — Nous rangerons ces
causes sous deux chefs principaux. Dans un premier cas
l'organisme est déjà envahi par une affection pneumococcique, primitive ou secondaire à toute autre maladie.

Dans un second cas, la localisation articulaire se fait
au cours ou pendant la convalescence d'une maladie qui,
sans avoir jusque-là présenté de localisation pneumococcique, s'accompagne souvent de complications infectieuses dues à ce microbe. Nous aurons l'occasion de citer des
exemples de chacun de ces cas.

A. — L'organisme est déjà envahi par une affection
pneumococcique. Cette affection peut être primitive et le
type de ces maladies est la pneumonie. On sait combien

sont fréquentes les localisations métastatiques du pneumocoque pendant la pneumonie et surtout au moment de la convalescence.

Il n'est presque pas d'organe qui ne puisse être envahi par cet agent. Nous ne nous arrêterons donc pas à énumérer toutes les complications que l'on a pu observer au cours d'une pneumonie. Nous citerons simplement parmi ces complications quelques-uns des cas que nous avons pu relever d'arthrite pneumococcique.

Et d'abord le malade de Galliard et Morély : au dixième jour de sa pneumonie il présente une hyperthermie qu'explique bientôt une arthrite du poignet droit. Cette localisation renferme du pneumocoque pur et guérit bientôt après l'arthrotomie, malgré la déchéance de l'état général. Le malade dont Vidal rapporte l'histoire à la Société médicale des Hôpitaux (11 juin 1897), fut pris, à la fin d'une pneumonie, d'arthrites et de synovites multiples. Le malade de Duflocq est atteint, au cours d'une pneumonie grave, de lésions articulaires multiples. Le malade d'Ausset (*Bullet. méd. du Nord*, 1896, p. 272) réalise une arthrite des genoux au sixième jour d'une pneumonie. De même, Schabab communique à la Société de Médecine de Saint-Pétersbourg (1896) le cas d'un homme qui, au cours d'une pneumonie, présente une arthrite purulente de la hanche et du genou gauches.

Il n'est pas besoin, pensons-nous, de multiplier encore les exemples pour être convaincu de la part que prend la pneumonie lobaire aiguë comme cause occasionnelle, dans l'étiologie des arthrites pneumococciques. Mais l'organisme peut présenter une localisation autre que la pneumonie et ce lieu de prolifération, quel qu'il soit, sera l'origine d'une infection articulaire secondaire. C'est

ainsi que nous avons pu relever des observations de
méningite, d'endocardite pneumococciques suivies à très
brève échéance d'infection articulaire. Tel est le cas de
Griffon, pour n'en citer qu'un (Soc. anatomique, 17 avril
1896). Toutefois ces cas sont moins fréquents, car l'envahissement des méninges ou de l'endocarde présente d'ordinaire une allure clinique dramatique, un pronostic grave
à brève échéance, qui ne laisse pas à l'arthrite le temps
d'évoluer ou même de se révéler.

Et maintenant, à quel moment se manifeste l'arthrite
pneumococcique en rapport étiologique avec une pneumonie ? C'est ordinairement vers la fin de la période aiguë
ou au début de la convalescence. Presque toutes les
observations que nous rapportons témoignent de ce fait,
et les propriétés de généralisation du pneumocoque,
que nous envisagerons au chapitre de la pathogénie, nous
en fourniront l'explication.

Mais l'affection pneumococcique qui sert de point de
départ à l'arthrite peut elle-même ne pas être primitive, et
l'on sait que bien des infections s'accompagnent fréquemment de complications où le pneumocoque a une large
part. C'est ainsi que la grippe, les fièvres éruptives, s'accompagnent volontiers d'inflammations respiratoires, de
broncho-pneumonies pneumococciques. La rougeole surtout, dont on connaît la prédilection pour tout l'appareil
respiratoire, présente des complications graves dont le
pneumocoque est souvent responsable. Et, dans ces cas
encore, l'on pourra observer d'autres métastases pneumococciques qui ne différeront point de ce que nous venons
de voir dans le précédent paragraphe. C'est ainsi que le
petit malade que nous avons nous-même observé avait
présenté au cours de sa rougeole une broncho-pneumonie

dont l'arthrite consécutive vint démontrer la nature très probablement pneumococcique.

B. — Dans un deuxième groupe de faits, avons-nous dit, la localisation articulaire se fait au cours ou à la convalescence d'une maladie qui, sans avoir jusque-là présenté de localisation pneumococcique, s'accompagne fréquemment de complications infectieuses dues à ce microbe. Ces cas semblent différer beaucoup dans leur mode d'apparition de ce que nous avons signalé dans les lignes précédentes, puisqu'ici, le pneumocoque se fixe d'emblée dans une articulation, et la façon dont il arrive en ce point de l'organisme semble s'expliquer moins clairement. Il en est ainsi, cependant, dans quelques observations que nous avons pu recueillir et où l'on voyait évoluer une une arthrite à pneumocoques au moment de la convalescence d'une fièvre éruptive, alors que rien jusque-là n'avait annoncé l'envahissement de l'organisme par le pneumocoque. Au reste, nous verrons, à propos de la pathogénie, que l'interprétation de ces cas n'est pas malaisée. Cependant, il est à remarquer que, dans presque tous ces faits, la localisation est déterminée par une circonstance qui l'explique et, dans ces cas surtout, prennent de l'importance les causes prédisposantes qu'il nous reste à étudier.

3° Causes prédisposantes. — La localisation articulaire, en effet, n'est pas parmi les plus fréquentes, bien qu'on en ait signalé un grand nombre depuis que l'attention a été attirée sur ce point.

L'appareil respiratoire, les méninges, la plèvre, le péritoine, sont bien plus fréquemment envahis et nous avons pu acquérir la conviction, au cours de nos recherches sur ce sujet, que le pneumocoque n'atteint l'articulation qu'après avoir au préalable envahi un autre point de l'organisme, à moins qu'une circonstance spéciale n'appelle l'infection sur une ou plusieurs jointures.

Ces causes peuvent être générales ou locales.

Parmi les premières, nous rangerons celles qui intéressent l'organisme tout entier, telles que la convalescence d'une maladie grave, l'alcoolisme, l'arthritisme, la faiblesse générale. Ces facteurs n'interviennent point pour déterminer la localisation infectieuse en tel ou tel point, mais l'état de moindre résistance dans lequel se trouve le malade augmente la réceptivité de tous les organes et explique que les séreuses articulaires, relativement à l'abri de l'infection, puissent en être plus facilement atteintes. Aussi voit-on qu'il y a souvent une cause prédisposante d'ordre général dans les cas où l'on a relevé des localisations articulaires multiples. C'est le cas de cet alcoolique de Schabab, qui, au cours d'une pneumonie, fait une arthrite purulente du genou et de la hanche gauches, et qui meurt d'infection pneumococcique généralisée. L'auteur fait jouer une part importante à l'alcoolisme dans la multiplicité des lésions.

Les causes prédisposantes locales agissent d'une façon bien plus nette. Nous ne ferons que signaler celles qui nous ont plus particulièrement frappé. Le traumatisme présente vis-à-vis de l'arthrite pneumococcique la même importance que pour toute autre infection articulaire. Nous rappellerons que le petit malade de M. le professeur Estor avait fait, quelques mois avant sa maladie, une chute sur la hanche qui devait, un peu plus tard, être le siège de la suppuration. Tout en donnant aux traumatismes une importance moins grande que ne sont portés

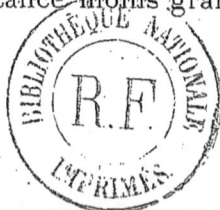

2

à le faire les parents dans la détermination des affections articulaires, nous croyons devoir signaler ce fait.

Plus souvent encore, ce sont d'anciennes arthropathies qui ont déterminé la localisation sur une ou plusieurs articulations, et ici nous avons des cas bien nets. C'est quelquefois la goutte qui est en cause. Tel est le cas du malade de Widal (Soc. méd. des hôpit., 24 juin 1896), qui, d'emblée, fait une localisation pneumococcique dans une articulation métatarso-phalangienne autrefois atteinte de goutte. D'autres fois et plus souvent, c'est un vieux rhumatisant qui, au cours d'une infection par le microbe de Talamon-Frœnkel, fait de l'arthrite pneumococcique, aux points qui ont été ou qui sont encore le siège de douleurs rhumatismales.

Et nous pouvons citer plusieurs faits à l'appui de cette influence prédisposante. Le malade de Duflocq présente, au cours d'une pneumonie grave, des arthrites multiples à pneumocoques développées sur de vieilles lésions de rhumatisme chronique déformant. Le malade d'Ausset présente de l'arthrite pneumococcique dans les deux genoux qui avaient été précédemment le siège de rhumatisme articulaire aigu. C'est encore du rhumatisme que l'on relève dans les antécédents d'un malade de Widal et Lesné.

Enfin, un pseudo-rhumatisme infectieux antérieur, quelle qu'en soit la nature bactériologique, pourra servir de point d'appel et Widal communique à la Société médicale des Hôpitaux (11 juin 1897) le cas d'un malade qui, à la suite d'une pneumonie, présenta des arthrites pneumococciques multiples et dont les antécédents révélaient des manifestations articulaires post-éberthiennes multiples.

Tels sont les faits que nous révèle l'étude de l'étiologie. Nous essayerons, dans le chapitre de la Pathogénie, de voir

d'un peu plus près quel est le processus intime de l'infection et comment s'expliquent les lésions et les symptômes
de l'arthrite à pneumocoques. Ce sont ces derniers points
que nous allons envisager dans les deux chapitres qui
suivent.

SYMPTOMES

Les symptômes n'ont rien de bien spécial qui puisse, dès l'abord, faire pressentir la nature pneumococcique de l'arthrite.

Le début, d'ailleurs, en est souvent dissimulé par une pyrexie concomitante, dont l'affection articulaire n'est. qu'une complication. Décrire l'arthrite pneumococcique reviendrait donc à indiquer l'allure clinique de l'arthrite aiguë en général ; nous ne nous y attarderons guère et nous nous contenterons d'indiquer les principaux symptômes que l'on y retrouve, en soulignant, chemin faisant, les particularités que peut présenter la maladie qui nous intéresse.

Voyons d'abord les *symptômes locaux.*

C'est, d'ordinaire, la douleur qui marque le début de l'arthrite. Elle apparaît, le plus souvent, au niveau d'une seule articulation : tel est le cas, parmi tant d'autres, de ce malade de Galliard et Morély, qui au 10e jour de sa pneumonie éveille l'attention sur son poignet droit où venait de se révéler une douleur très vive ; tous les symptômes de l'arthrite ne tardèrent pas à apparaître. La localisation monoarticulaire, en effet, est la règle dans l'arthrite pneumococcique sauf dans les cas où la prédisposition appelle l'infection en plusieurs points.

La douleur, assez vive au début, dans la phase d'acuité, existe même au repos, mais elle est exaspérée par les mouvements et par l'exploration. Toutefois, il semble que l'infection articulaire due au pneumocoque s'accompagne d'une réaction moins douloureuse que l'arthrite due à tout autre agent, soit que la maladie générale, au cours de laquelle elle survient souvent, en masque les symptômes fonctionnels, soit que les douleurs de l'arthrite pneumococcique restent toujours modérées de par leur nature même. En tous cas, les souffrances ne tardent guère à se calmer après les premiers jours et, à ce moment, c'est surtout l'exploration qui permettra de découvrir l'arthrite. Les mouvements imprimés à l'articulation malade, les pressions exercées au point atteint, réveilleront des souffrances parfois fort vives ; l'impotence sera bientôt complète et le membre prendra une attitude qui est à peu près toujours la même pour une même jointure. Bonnet en a fait une étude particulière et il arrive à cette conclusion que l'attitude prise par chaque articulation est due à l'épanchement qui se fait à l'intérieur de la synoviale et telle que la cavité articulaire puisse contenir le maximum de liquide.

C'est ainsi qu'à la hanche, pour ne citer que l'articulation où se localise avec un maximum de fréquence l'arthrite pneumococcique, on observe la flexion avec un certain degré d'abduction. C'est bien la position qu'affectait le membre inférieur de notre petit malade, et l'on peut voir dans l'observation que la cuisse aurait été définitivement fixée dans cette position si M. le professeur Estor n'avait pris la précaution, après avoir guéri l'arthrite, d'appliquer un appareil inamovible pour corriger l'attitude vicieuse en voie de devenir permanente.

Les symptômes physiques n'ont rien de bien caractéristique ; ils traduisent l'inflammation et l'épanchement articulaires, mais ne peuvent en indiquer la nature. On note, dès le début, une rougeur et une hyperthermie locales de la peau, qui apparaissent en même temps que la douleur et l'élévation de la température générale. Le gonflement de la région suit de près ; il peut atteindre de grandes proportions et amener la disparition des saillies osseuses. Il est dû en partie à l'épanchement intra-articulaire de liquide séreux ou purulent, et cet épanchement est souvent considérable; en partie, à l'œdème de la peau et des tissus périarticulaires. On a cru remarquer que cet œdème était très marqué dans l'arthrite pneumococcique, de même que dans la pleurésie pneumococcique. Il devient blanc après la période inflammatoire du début et s'accompagne de la dilatation du réseau veineux sous-cutané. La palpation révèle au début l'empâtement de la région ; au bout de quelques jours, l'on pourra percevoir la fluctuation, au moins quand il s'agit d'articulations superficielles. Nous n'avons pas à insister ici sur les procédés à employer pour la rechercher dans les différentes articulations. Enfin, signalons les atrophies musculaires quelquefois précoces qui, d'ordinaire, ont une prédilection pour certains groupes musculaires et qui sont d'observation commune dans la plupart des arthropathies.

Les symptômes *généraux* sont d'ordinaire assez marqués et bien souvent ils donnent l'éveil. Rappelons toutefois que l'envahissement des jointures par le pneumocoque est bien souvent précédé ou accompagné d'une autre localisation de ce microbe et qu'il devient alors difficile de faire la part de ce qui revient à l'arthrite et de ce qui doit être mis sur le compte de l'affection primitive. En tout cas, même au cours d'une pneumonie, en même temps qu'apparaissent les signes locaux précédemment signalés, on note une aggravation de la dépression générale en même temps qu'une exacerbation de la fièvre. Encore cette élévation de la température traduit-elle plutôt, semble-t-il, la phase de généralisation que l'apparition de l'arthrite.

Dans le cas de Galliard et Morély, le pneumonique, qui avait fait une chute de température, présente 38°5 le huitième jour, en même temps qu'apparaît l'arthrite du poignet droit; le surlendemain, la température était à 40°2.

Dans les cas peu nombreux où la localisation articulaire est primitive, elle s'annonce souvent par un accès de fièvre avec frisson, comme au début de la pneumonie. MM. Vidal et Lesné rapportent le cas d'un malade, ancien rhumatisant, qui présente, au moment où son articulation sterno-claviculaire gauche et sa gaine synoviale de l'avant-bras sont envahies par le pneumocoque, le frisson et l'aspect général d'un pneumonique, sans que le poumon soit en cause à aucun moment. De même, dans le cas d'Ausset, la température du pneumonique s'était abaissée, quand, tout à coup, elle remonta à 41°3, avec petitesse et rapidité du pouls ; la tuméfaction des genoux et la rougeur de la peau à ce niveau suivirent de peu l'apparition de ces symptômes généraux et permirent de diagnostiquer la double arthrite pneumococcique.

ANATOMIE PATHOLOGIQUE

Pour les lésions, comme pour les symptômes, l'arthrite à pneumocoques participe beaucoup de l'arthrite infectieuse commune; toutefois, nous aurons, dans ce chapitre, à noter quelques particularités qui semblent la différencier dans une certaine mesure.

Pour ce qui est du siège, nous l'avons dit, ces arthrites sont assez souvent isolées. Ce n'est que dans des circonstances particulières que sont observées des localisations multiples, et nous avons déjà trouvé l'explication de ce fait dans l'influence des causes prédisposantes. Ce sont alors, en général, des articulations qu'une atteinte antérieure a mises en état de réceptivité microbienne, ou bien, c'est un organisme déchu qui, souvent, après avoir fait des pneumococcies pluri-articulaires, succombera à l'infection généralisée. On peut donc dire, pensons-nous, que, dans les cas ordinaires d'arthrite métapneumonique, par exemple, le diplocoque se localisera en une seule jointure. Et alors, ce sont les articulations très mobiles ou les articulations très superficielles où ira se cantonner le germe ; les premières présentent une particulière prédisposition de par l'activité de leur fonctionnement, et l'on relève une prédilection pour la hanche, puis pour le poignet, le cou-de-pied, le genou, les articulations des doigts. Quant aux jointures superficielles, elles sont, de par leur situation, plus exposées aux traumatismes, et nous avons surtout en vue ici l'articulation sterno-claviculaire, au sujet de laquelle nous avons plusieurs fois relevé l'infection pneumococcique. Nous ne connaissons pas d'exemple d'arthrite pneumococcique dans les articulations des os du carpe ou du tarse, des vertèbres, du larynx, où on a noté les arthrites blennorrhagique, rhumatismale, streptococcique et d'autres. Ces faits semblent bien prouver combien est importante la prédisposition dans l'arthropathie que nous étudions.

En principe, l'arthrite à pneumocoques peut revêtir l'une des trois formes, séreuse, pseudo-membraneuse, purulente, que peuvent affecter les arthrites aiguës. En fait, la *forme pseudo-membraneuse* ne se voit que dans des cas exceptionnels, et si on peut la décrire comme un des stades de cette affection, les choses n'en restent pas là, et il est bien rare d'observer ici la persistance, l'organisation et enfin la transformation fibreuse de ces fausses membranes, qui est le principal danger des arthrites à gonocoques.

La *forme séreuse* est un peu plus fréquente. C'est alors une articulation remplie par un liquide clair, limpide, tenant en suspension des cellules épithéliales qui proviennent de la synoviale, quelques globules blancs sortis des vaisseaux. L'inflammation de la synoviale se traduit par l'épaississement de cette séreuse, qui forme, sur le pourtour des surfaces articulaires, un bourrelet comparable au chémosis entourant la cornée; elle se traduit encore par l'hypertrophie des franges synoviales flottant dans le liquide. Cette forme séreuse est rare dans l'affection pneumococcique des articulations ; elle est plutôt l'apanage de la syphilis ou de l'arthrite rhumatismale.

La forme la plus fréquente est incontestablement l'*arthrite purulente*. Elle pourrait, à la vérité, succéder à l'une des deux variétés précédentes, mais la clinique montre que ces faits sont rares et qu'elle apparaît toujours ou presque toujours d'emblée. La cavité articulaire est distendue par un pus ordinairement épais, jaune verdâtre, d'autres fois, couleur chocolat, comme dans un cas de Griffon, souvent fétide et pouvant atteindre de notables proportions. Ce sont là les caractères du pus qui remplissait l'articulation coxo fémorale de notre petit malade.

L'examen microscopique y révèle le pneumocoque, très souvent seul, quelquefois associé, qu'il n'est pas toujours facile de reconnaître à cause des altérations qu'il peut avoir subies dans sa forme.

Il est des cas où la recherche de l'agent est restée infructueuse; bien que l'origine parapneumonique ou métapneumonique de l'arthrite ne laissât guère de doutes sur son origine microbienne. C'est que le pneumocoque, dont la vitalité est assez restreinte, ayait disparu ou ne persistait que dans la paroi de la synoviale transformée en membrane pyogénique. Cette propriété du pneumocoque a même permis de dire qu'il fallait penser au pneumocoque lorsque, avec un pus stérile, la marche de l'affection permettait d'éliminer le bacille de Koch.

La synoviale présente ici l'épaississement que nous avons décrit à propos de la forme séreuse ; elle est recouverte de fausses membranes comme dans la forme pseudo-membraneuse. Elle peut être distendue et perforée par l'accumulation du pus qui va fuser dans les interstices musculaires voisins. Les cartilages sont souvent intacts.

Mais, quand le microbe possède une suffisante virulence, il réagit suivant son processus habituel. On y observe d'abord cette altération de structure que l'on a désignée sous le nom d' « altération velvétique de Redfern ». C'est une prolifération de cellules cartilagineuses dont les capsules agrandies s'ouvrent les unes dans les autres formant ainsi des boyaux sensiblement parallèles entre eux et perpendiculaires à la surface des cartilages. Il en résulte une série de villosités dont la juxtaposition donne au cartilage une vague ressemblance avec du velours. Tout peut se borner là, comme chez le malade de Dieulafoy (*Presse médicale,* 11 nov. 1899), mais l'altération velvétique n'est souvent que le premier stade d'une destruction qui ulcère çà et là le revêtement cartilagineux, ainsi qu'il est signalé dans l'observation précitée de Griffon (*Presse médicale,* 1896, p. CLVII), et peut aboutir à la dénudation complète de la tête articulaire. Le tissu osseux peut donc présenter des lésions destructives plus ou moins étendues quand une fois aura été franchie la barrière cartilagineuse et que se sera effectuée cette sorte de trépanation spontanée qui, cette fois, chemine de la cavité articulaire vers la tête osseuse. Mais il est probable que, dans la plupart des cas où ont été signalées des destructions osseuses, il s'agissait d'ostéite concomitante ou même primitive, ainsi qu'on l'observe fréquemment à l'origine des arthrites tuberculeuses. L'ostéite pneumococcique est considérée aujourd'hui comme une entité morbide suffisamment caractérisée, surtout depuis les travaux de Lannelongue et Achard, pour donner quelque crédit à cette hypothèse. Mais l'on sait aussi que l'ostéite, dans les cas où on l'observe, ne tarde guère d'ordinaire à s'accompagner d'une inflammation ou plutôt d'une infection articulaire de voisinage, d'une sorte d'arthrite réactionnelle qui, par l'importance de ses symptômes objectifs, a pu donner le change et en imposer pour une arthrite primitive. C'est le cas du malade de Fernet et Lorrain (*Presse médicale,* 1896, p. XXXVII). Les cartilages, les ligaments, le ménisque interarticulaire, étaient détruits, les extrémités osseuses avaient une consistance spongieuse. Il s'agissait d'une véritable ostéo-arthrite Ces faits sont rares et témoignent d'une remarquable virulence microbienne. On sait qu'ils sont, au contraire, habituels dans l'arthrite streptococcique.

Mais les lésions peuvent être plus considérables encore et franchir les limites de la cavité articulaire. Ce sont alors les parties molles voisines qu'envahit le pus et qui présentent des décollements et des destructions parfois fort étendus. Il est rare cependant que ces décollements et que ces altérations destructives atteignent la peau et que le pus s'évacue spontanément à l'extérieur. L'articulation coxo-fémorale de notre petit malade renfermait une quantité considérable de pus, étant donné surtout l'âge de l'enfant; la capsule de l'articulation coxofémorale avait été en partie détruite par la suppuration; néanmoins, la collection était encore assez éloignée des plans superficiels pour que M. le professeur Estor ait été obligé d'inciser une épaisse couche musculaire afin d'évacuer le pus. Le malade de Griffon présentait une arthrite du cou-du-pied dont le pus avait franchi les limites de l'articulation et fusé dans les gaines synoviales et envahi la plante du pied. De semblables désordres sont d'une grande rareté dans l'arthrite à pneumocoques

PATHOGÉNIE

Nous nous demanderons, dans ce chapitre, comment ce que l'on sait du pneumocoque et des circonstances de sa pénétration dans l'organisme peut expliquer les lésions et les symptômes dont nous avons parlé dans les deux précédents chapitres. Nous verrons que les propriétés biologiques de ce microbe, le processus qu'il suit pour envahir l'articulation, les circonstances étiologiques de cet envahissement, peuvent rendre compte de la plupart des particularités que présentent ses manifestations.

Et d'abord, le pneumocoque peut donner lieu à une infection générale. On ne peut nier, même aujourd'hui, la prédilection qu'affecte le pneumocoque pour l'alvéole, pulmonaire, aussi est-ce tout d'abord l'idée de pneumonie lobaire aiguë qui éveille l'idée de pneumocoque. Mais ce n'est pas à dire que le pneumocoque ne puisse pénétrer dans la circulation et si l'examen ou les cultures sont impuissantes, dans les formes moyennes tout au moins, à déceler la présence du microbe de Talamon-Frœnkel dans le torrent circulatoire, l'observation clinique nous démontre, par les multiples localisations que peut choisir le pneumocoque, que cet agent peut donner lieu à une véritable infection générale, dont la pneumonie peut n'être que le premier stade ou un épisode. Il n'est pas rare même de

voir le pneumocoque élire domicile d'emblée et provoquer
de graves désordres en tout autre point qu'au poumon.
Ces faits ont donné lieu à des travaux trop nombreux pour
que nous pensions devoir y insister. Au reste, ces idées
sont moins neuves qu'on ne serait porté à le croire et
depuis plus d'un demi-siècle, l'Ecole de Montpellier, en
opposition avec les doctrines des organiciens qui, dans
l'étude des manifestations morbides, cherchaient trop souvent des phénomènes purement locaux, l'Ecole de Montpellier, disons-nous, considérait depuis longtemps la pneumonie comme une maladie primitivement générale, une
pyrexie. Il y a bientôt 25 ans, Jürgensen, dans le Traité
de Pathologie interne de Ziemssen, admet que « la pneumonie croupale est une maladie générale et non une maladie locale. L'inflammation du poumon n'est que le symp-
tôme principal. Il est nécessaire d'admettre une action
morbigène spécifique. La pneumonie croupale appartient
donc au groupe des maladies infectieuses. »

Bernheim, dans ses Leçons de Clinique médicale, déclare
aussi que l'allure clinique de la pneumonie lui donne
« l'impression d'une maladie générale localisée au poumon, d'une fièvre pneumonique et non d'une pneumonie »,
et M. le professeur Grasset, déjà en 1877, rappelle à cette
occasion les doctrines montpelliéraines et insiste encore
sur cette idée de la pneumonie considérée comme maladie
générale. Il ne manquait que la découverte du microbe
pour apporter à ces opinions une sanction matérielle.
Encore l'idée d'infection générale, de pneumococcie, n'a-
t-elle suivi que d'assez loin l'entrée en scène du microco-
que de Talamon-Frœnkel. On avait déjà signalé de nombreux cas de sa localisation en dehors du poumon, mais c'est
seulement en 1895, que Landouzy, dans le Traité de Méde-

cine et de Thérapeutique, consacre un article spécial à la pneumococcie, parce que «la pneumonie fibrineuse lobaire aiguë n'est qu'une fièvre pneumopathique ». L'examen microscopique, les méthodes des cultures et des inoculations ont permis aujourd'hui de voir combien sont fréquentes les métastases articulaires ou la généralisation pneumococciques. Nous en avons cité des exemples ; voyons quel en est le processus en considérant d'abord quels sont les modes de pénétration du pneumocoque dans l'organisme.

On comprendra combien est facile cette pénétration, si l'on songe que ce microbe est l'hôte non seulement habituel mais constant de la cavité bucco-pharyngée. En effet MM. Besançon et Griffon, en employant comme milieu de culture, le sérum de lapin jeune, ont pu démontrer que le pneumocoque se rencontre toujours dans le mucus amygdalien de sujets sains ou malades, pris au hasard.

On comprend qu'une défaillance de l'organisme puisse être le signal de l'envahissement de toute l'économie ou de l'appareil respiratoire, qui est le point le plus favorable à sa prolifération. Nous avons vu déjà que la métastase pneumonique survient presque toujours pendant l'évolution ou à la convalescence d'une pneumonie ou d'une broncho-pneumonie. Les intéressantes recherches de Beco (*Revue de Méd.* 1899, p. 385) indiquent bien les rapports qui unissent la pneumonie à l'infection pneumococcique généralisée. Sur 29 cas de pneumonie à terminaison favorable, 2 fois seulement, le sang des malades donna des cultures, et les souris survivaient à l'inoculation. Sur 21 cas mortels, 9 fois le sang donna des cultures abondantes, et les souris succombèrent. Déjà, nous pouvons prévoir combien il faudra tenir compte de la virulence du microbe pour expliquer les localisations articulaires méta-pneumoniques. Mais même dans les cas bénins, où le microbe n'est pas décelé dans le sang par les cultures, les localisations secondaires peuvent venir prouver, ainsi que le dit Zuber dans sa thèse, que le sang n'a pas été entièrement préservé de l'envahissement microbien. Nous ne devons plus nous étonner si la généralisation et la mort peuvent être la conséquence d'une infection par le microbe de Talamon-Frœnkel. C'est le cas que rapporte Schabab, où un mauvais état général dû à l'alcoolisme favorise une généralisation pneumococcique qui emporte le malade. Toutefois, cette généralisation est exceptionnelle chez l'homme. Elle est la règle chez la souris, qui meurt en un ou deux jours après l'inoculation de quantités relativement faibles de cultures pneumococciques. Cette susceptibilité particulière à l'endroit du pneumocoque en a fait l'animal réactif par excellence de ce microbe. Et, ici nous devons faire remarquer combien il est nécessaire que le germe pénètre par la voie sanguine pour que se produise l'infection générale. En effet, Vogelius n'obtient rien en inoculant une culture virulente dans le genou d'un lapin. Gabbi n'a pas plus de succès en introduisant le microbe par la voie hypodermique. Tournier et Courmont, au contraire, produisent une arthrite pneumococcique par l'inoculation intraveineuse. Ils se mettent ainsi à peu près dans les conditions que réalise la clinique, encore pensent-ils qu'il faut, pour que ces germes prolifèrent, un terrain très affaibli ou un microbe très virulent.

Cette dernière circonstance de la virulence microbienne présente une assez grande importance pour que nous nous y arrêtions un instant. Il semble que les microbes dont la virulence est atténuée, et entre tous le pneumocoque, se localisent plus volontiers au niveau des séreuses, et surtout des séreuses articulaires, comme si la diminution de la vascularisation en ces points rendait plus difficiles l'apport leucocytique et la lutte contre le microbe envahisseur. On s'explique ainsi que les arthrites consécutives aux maladies infectieuses, d'une façon générale, apparaissent surtout au moment de la convalescence, quand la nocivité des microbes est par conséquent fort atténuée. Et, pour ce qui est du pneumocoque, ceci nous expliquera encore que la localisation articulaire soit de toutes les manifestations pneumococciques parmi les plus bénignes. Au reste, cette manière de voir trouve un appui dans les expériences de MM. Bezançon et Griffon, rapportées à la Société de Biologie (séance du 22 juillet 1899). Ces auteurs provoquent des pneumococcies articulaires de deux façons, soit en inoculant des microbes de virulence moyenne ou exaltée à un animal préalablement immunisé, soit en injectant à un lapin normal des microbes atténués par le vieillissement des cultures. Dans les deux cas, c'est presque toujours au niveau d'une articulation que va se fixer et proliférer le microbe, et cela sans traumatisme préalable de l'article. L'on comprendra maintenant que Galliard et Morély aient trouvé des pneumocoques à virulence très affaiblie dans la jointure de leur malade, bien que la complication articulaire fût survenue au cours d'une pleurésie exceptionnellement grave. De plus, la virulence semble aller s'atténuant à mesure que se succcèdent les localisations articulaires.

C'est ainsi que, dans l'intéressante observation de Chantemesse (*Rev. de Méd.*, 1891), un malade présente successivement, après la défervescence d'une pneumonie, une méningite, puis une arthrite aiguë du genou et une arthrite subaiguë du coude. Le diplocoque fut assez violent pour amener la mort du malade. Néanmoins, tandis que le pneumocoque des méninges tue la souris en deux jours, celui de l'arthrite aiguë du genou la tue lentement, celui de l'arthrite subaiguë du coude a perdu toute virulence. Ce n'est pas à dire, toutefois, qu'on ne puisse trouver des agents d'une redoutable malignité dans le pus des arthrites pneumococciques. Les expériences de Vogelius, de Courmont et Tournier (*Rev. de Méd.*, 1897) en font foi, puisque le pus inoculé à la souris la tue en moins de vingt-quatre heures.

Telles sont les conditions inhérentes au microorganisme lui-même; elles expliquent que le pneumocoque puisse apporter son contingent à la grande classe des pseudo-rhumatismes infectieux de Bourcy. On sait, du reste, que ces arthrites peuvent s'observer au cours de toute infection. Il n'est pas jusqu'à la fièvre du cathétérisme qui ne puisse avoir, comme retentissement éloigné, une inflammation, une infection articulaire dont le pneumocoque, il est vrai, n'est guère l'agent responsable.

Voyons quel est le rôle des causes occasionnelles. Elles ont une importance considérable, car il est bien rare que le pneumocoque aille directement se localiser sur une articulation sans se fixer au préalable et produire des lésions en un autre point de l'organisme plus particulièrement exposé à ses atteintes. C'est presque toujours d'alvéole pulmonaire qu'il s'agit alors, et c'est la pneumonie qui, dans la majorité des cas, est le point de départ des métastases articulaires. Ce que nous avons dit de la migration du pneumocoque dans le sang au cours de la

pneumonie fait comprendre que ses migrations articulaires s'observent de préférence dans la période aiguë de
la pneumonie. Le processus est aussi aisé à comprendre
s'il s'agit de broncho-pneumonie secondaire à une maladie
infectieuse ou à une fièvre éruptive. Le microbe de Talamon-Frœnkel n'aura aucune difficulté à envahir un organisme déjà affaibli par une maladie débilitante telle que
la rougeole ou la grippe.

C'est par exception, nous l'avons vu au chapitre de
l'étiologie, que le microbe de Talamon-Frœnkel se localise
primitivement au niveau d'une articulation. Nous n'avons
pu en relever qu'un petit nombre d'exemples parmi les
observations que nous avons dépouillées, et c'est dans ces
cas qu'interviennent les causes prédisposantes.

L'influence déterminante de ces causes est des plus
considérables quand il s'agit de la localisation d'une infection quelconque en un point quelconque de l'économie,
mais surtout, semble-t-il, quand il s'agit d'arthrite et
quand il s'agit de pneumocoque. Nous passerons rapidement sur les causes prédisposantes générales, qui n'interviennent guère que pour faciliter la multiplicité de la
localisation, ainsi que nous avons eu l'occasion de l'indiquer à propos de l'étiologie. Les influences locales sont,
en effet, beaucoup plus nettes et plus intéressantes.

Et, d'abord, le traumatisme. L'expérience de Max
Schuller qui détermine une arthrite tuberculeuse en trau-
matisant une articulation après inoculation du bacille de
Koch, est trop connue pour que nous fassions plus que la
rappeler. Elle est applicable à la localisation de toute
infection. C'est ainsi que l'arthrite blennorrhagique se
fixera de préférence en un point antérieurement trauma-
tisé ou enflammé. Le pneumocoque est, parmi tous les

microbes, un des plus sensibles à ces influences prédisposantes.

C'est ainsi que nous voyons un malade de Guillon atteint d'uréthro-cystite avec rétrécissement large réaliser un abcès pneumococcique de la prostate après une grippe légère à forme broncho-pneumonique. Et ici s'impose, nous semble-t-il, un rapprochement avec les cas d'abcès de fixation de Fochier, ou d'abcès à pneumocoques consécutif à une piqûre de caféine chez un pneumonique. L'irritation provoquée par le liquide appellera le pneumocoque en ce lieu de moindre résistance, comme le traumatisme facilite sa prolifération au point lésé. C'est bien dans ce sens que conclut Zuber dans sa thèse sur les « Localisations pneumococciques provoquées accidentellement au cours de la pneumonie » (Paris, 1896). Il attribue une importance prépondérante aux causes prédisposantes dans cette localisation. Des faits cliniques comme ceux que nous avons cités dans le cours de ce travail sont déjà suffisamment démonstratifs ; les faits expérimentaux ne laissent plus aucun doute à cet égard. C'est ainsi que Zuber irrite des articulations et y provoque des arthrites, après avoir pratiqué des injections intra-veineuses de pneumocoque. De même les expériences d'Ausset sur le lapin et la souris (*Presse médicale*, 1896) prouvent à cet auteur l'influence du traumatisme sur le siège des déterminations pneumococciques. Citons encore les expériences de Courmont et Tournier, qui injectent dans la veine de l'oreille d'un lapin des cultures de pneumocoques, puis traumatisent le genou de l'animal et observent, 16 heures après, en ce point, une arthrite avec liquide séro-hématique. Ces faits, que nous pourrions multiplier, nous semblent suffisamment démonstratifs.

Pour ce qui est des autres lésions articulaires, qu'il s'agisse de rhumatisme, de goutte, d'arthrite éberthienne ou autre, la prédisposition s'exercera de même. Nous croyons inutile d'établir, au point de vue pathogénique, une distinction essentielle entre ces faits et ceux qui relèvent du traumatisme.

Et maintenant, pourquoi l'épanchement est-il séreux dans quelques cas, purulent dans d'autres, tandis que, dans un troisième ordre de faits, il-évoluera vers la transformation fibreuse ? Il est difficile de donner à ce problème une solution plausible. On a invoqué tantôt la virulence du microbe, tantôt la prédisposition du terrain ou la réceptivité de l'articulation. Mais ce sont là des hypothèses puisque nous voyons un malade de Rendu, dont toutes les articulations avaient toujours été saines, réaliser, pendant la convalescence d'une pneumonie, deux arthrites pneumococciques, dont l'une est séreuse, l'autre purulente. Cependant, il semble bien-que le rôle des causes prédisposantes locales ou générales puisse dans la plupart des cas rendre compte de cet aspect anatomique.

Ainsi, voyons-nous presque toujours les cas graves de septicémie ou de pyohémie pneumococciques s'accompagner d'arthrites suppurées ; nous avons eu l'occasion d'en citer plusieurs cas et le pneumocoque acquiert alors des propriétés pyogènes qu'il ne possède qu'exceptionnellement. Au contraire, les individus encore résistants et dont les articulations ne présentent pas de lésions antérieures réalisent volontiers des arthrites à liquide séro-fibrineux. Aussi, peut-on dire, pensons-nous, que plusieurs facteurs entrent en jeu pour réaliser telle ou telle forme d'arthrite et aboutissent à une résultante qui est représentée tantôt par un épanchement purulent, tantôt par un épanchement séreux. L'aspect et l'abondance de cet épanchement permettront de présumer beaucoup de la gravité des lésions.

COMPLICATIONS

L'arthrite à pneumocoques présente peu de complications qui lui soient spéciales et qui, par conséquent, méritent de nous arrêter beaucoup. On ne peut pas ranger sous cette rubrique les autres localisations telles que la broncho-pneumonie, la pneumonie, la méningite, la péritonite, qui, nous l'avons vu, précèdent l'arthrite et en sont la cause occasionnelle ou tout au moins apparaissent en même temps pour traduire une même infection générale.

Nous avons vu plusieurs fois, dans les observations que nous avons eu l'occasion de parcourir, que la *septicémie* avait emporté le malade peu de temps après l'apparition de l'arthrite, mais nous ne pensons pas que l'on puisse considérer cette terminaison comme une complication. Elle est plutôt, nous semble-t-il, le résultat de l'empoisonnement général, de la pneumococcie dont l'arthrite n'est qu'une manifestation locale, presqu'un épisode accidentel. C'est ainsi que le malade d'Ausset, au 6e jour d'une pneumonie à forme sévère, présente une double arthrite pneumococcique. Mais les symptômes généraux disent assez que toute l'économie est en proie à une intoxication redoutable et le malade meurt en 24 heures. On ne peut véritablement pas mettre ce dénouement sur le compte d'une complication.

La *pyohémie* est bien plus rare encore. Nous n'avons relevé aucun cas où l'autopsie ait permis de l'affirmer.

La *synovite tendineuse* est moins exceptionnelle. Indépendamment des cas où arthrite et synovite apparaissent simultanément et en des régions du corps assez éloignées, comme dans le cas de Widal (Soc. méd. des Hôpitaux, 11 juin 1897), on a pu l'observer dans le voisinage de l'articulation intéressée, au poignet par exemple ; la proximité et la succession des lésions ne permettent aucun doute sur les relations de cause à effet qui unissent ces manifestations.

La propagation à l'os et l'apparition d'*ostéite* avec destruction plus ou moins accentuée des têtes articulaires est une complication assez peu fréquente, mais elle est grave par les troubles qu'elle peut entraîner. Toutefois, l'arthrite du cou-de-pied peut intéresser plusieurs articulations et amener une altération plus ou moins complète du massif osseux de cette région.

Enfin, la suppuration pourra détruire la capsule articulaire et ce fait est gros de conséquences pour le fonctionnement ultérieur du membre. Après avoir franchi cette barrière elle pourra fuser dans les espaces cellulaires voisins et provoquer la nécrose des tissus péri-articulaires.

L'*ankylose* qu'il faut toujours prévoir comme terminaison possible des arthrites aiguës est tout à fait exceptionnelle dans le cas qui nous occupe, et cela tient à la rareté de la forme fibreuse dans l'arthrite pneumococcique.

Mais pour ce qui est de l'*atrophie musculaire*, elle peut y être rapide et intense comme dans les autres formes d'arthrite.

Nous l'avons observée dans le cas que nous avons pu voir à l'Hôpital-Suburbain ; le pronostic en est heureusement peu sévère d'ordinaire.

Il faut aussi prévoir à une échéance plus lointaine la possibilité d'une *tumeur blanche* au point primitivement atteint par l'arthrite pneumococcique. Il suffit pour cela que l'on ait affaire à un sujet en puissance de tuberculose et l'influence des causes prédisposantes s'exercera pour le bacille de Koch comme elle avait pu s'exercer pour le microbe de Talamon-Frœnkel.

Au nombre des complications rares, il faut signaler diverses *altérations osseuses*. C'est ainsi que dans un cas, on a signalé une saillie ostéo-périostique de l'extrémité interne de la clavicule chez un malade atteint d'arthrite de l'extrémité sterno-claviculaire.

Enfin, les *luxations pathologiques* s'observent dans quelques cas et peuvent être attribuées à des destructions des têtes articulaires, ce qui est rare, ou à des ruptures de ligaments, ce qui est le cas le plus ordinaire. C'est ainsi que le petit malade qui a servi de point de départ à notre thèse conserve encore une légère claudication que nous avons cru pouvoir mettre sur le compte d'une luxation pathologique. En effet, par comparaison avec le côté sain, on peut se rendre compte que le grand trochanter du côté malade est un peu remonté et forme une légère saillie. Nous savons d'ailleurs que la partie postérieure de la capsule articulaire avait été en grande partie détruite par la suppuration.

MARCHE. — DURÉE. — TERMINAISON

MM. Bezançon et Griffon ont montré que l'arthrite expérimentale à pneumocoques peut être aiguë, subaiguë ou chronique. On peut retrouver en clinique l'une ou l'autre de ces trois allures, bien que, d'une façon générale, la marche soit plutôt rapide et en rapport, semble-t-il, avec la courte vitalité du pneumocoque. Cependant, après cette phase d'évolution aiguë, habituellement assez courte, où la lésion s'installe, le processus anatomique s'arrête d'ordinaire, mais les altérations persistent pendant un temps plus ou moins long. La forme séreuse peut guérir spontanément et arriver à la résorption en quelques semaines. La distension à laquelle ont été soumises la capsule et les portions périarticulaires aura comme conséquence un certain degré de gêne fonctionnelle et de douleur pendant un temps variable ; mais les mouvements reprendront cependant, à la longue, toute leur énergie et toute leur étendue.

L'arthrite suppurée présente à la fois une marche plus lente et une terminaison plus incertaine. Si on l'a vue se terminer rapidement et favorablement après évacuation du pus, elle peut aussi épuiser le malade par la continuité avec laquelle se produit le pus, et par la résorption purulente dont la pyarthrite est le siège. Le malade cachectisé

est alors emporté par la septicémie. Mais l'arthrite purulente, elle-même, peut guérir après une période de suppuration plus ou moins longue et toujours abrégée par
l'intervention chirurgicale ; les bourgeons charnus apparaissent dans cette cavité où la suppuration vient de se
tarir ; toutefois l'ankylose est relativement rare. Encore
le massage, la mobilisation, la combattront-ils presque
toujours assez efficacement pour restituer au membre une
suffisante mobilité.

PRONOSTIC

Le pronostic de l'arthrite à pneumocoques nous semble particulièrement favorable, à la fois moins grave que les autres localisations pneumococciques et que les autres arthrites, l'arthrite à streptocòques notamment. C'est l'impression qui se dégage nettement pour nous de la lecture d'un certain nombre d'observations sur cette localisation.

Il semble, d'ailleurs, que cela est bien en rapport avec la courte vitalité du microbe et que presque toutes les suppurations à pneumocoques présentent cette même bénignité. Toutefois, nous devons insister sur ce fait que l'arthrite pneumococcique évolue rarement seule, et que l'avenir du malade dépend surtout de l'affection primitive ou concomitante ; quand il succombe c'est presque toujours la pneumonie, la méningite, l'endocardite, la péritonite, etc., ou l'infection générale pneumococcique qui sont responsables. Quant à l'arthrite elle-même, la guérison, sans être la règle, est du moins très fréquente. Dans le cas de Rendu (Soc. médic. des Hôpitaux, 1er juin, 1900), un homme fait, pendant la convalescence d'une pneumonie, une arthrite purulente de l'articulation sterno-claviculaire, et une arthrite séreuse du genou. Les deux liquides contiennent du pneumocoque pur, dont l'inoculation est rapidement mortelle pour la souris. Néanmoins, la guérison des deux localisations se fait rapidement. Le malade de Galliard et Morély présente un état général des plus graves ; cependant son arthrite s'améliore immédiatement après l'arthrotomie, et ne tarde pas à guérir. C'est que le pneumocoque était seul en cause, comme le révéla l'examen bactériologique. Le malade de Widal et Lesné présente une arthrite sterno-claviculaire d'origine pneumococcique survenue d'emblée. Il guérit en quelques semaines et spontanément. MM. Courmont et Tournier ont aussi noté cette bénignité particulière de l'arthrite à pneumocoques, et ils résument ainsi leur opinion sur ce point : « Ce qui fait, d'ailleurs, la gravité du pronostic dans les arthrites pneumococciques, ce n'est donc pas tant l'état de l'articulation, qu'il s'agisse d'une forme suraiguë ou bénigne d'arthrite, que la diffusion du pneumocoque dans les autres organes, et surtout les autres séreuses. » (Tournier et Courmont. Arthrite purulente suraiguë, *Revue de méd.* 1897).

Il est des cas cependant où les désordres sont graves, où l'on peut observer des érosions des extrémités articulaires ou même des destructions de têtes osseuses, toutes lésions qui compromettront gravement le fonctionnement de l'article et assombriront singulièrement le pronostic. Toutefois, on est en droit, dans ce cas, de se demander s'il ne s'agit pas d'ostéo-arthrite, ainsi que l'ont observé MM. Vernel et Lacapère (Soc. médic. des Hôpitaux, 18 mai 1900). Il s'agissait d'un malade qui, à la suite d'une pneumonie, présenta au niveau du poignet un épanchement séreux à pneumocoques avec érosion des extrémités du cubitus et du radius et néoformations fibreuses qui immobilisèrent l'articulation. Même dans ces cas, quelles que soient les réserves à faire au sujet du fonctionnement ultérieur du membre, le pronostic *quoad vitam* dépend bien plus de l'état général du malade que de la localisation articulaire. L'allure clinique peut devenir dramatique pour un temps assez court, mais le processus ne tarde guère à s'arrêter dans la majorité des cas ; la tendance à la réparation est la règle et la cicatrisation est prompte. Bien des facteurs, d'ailleurs, entrent en jeu dans l'évaluation de ce pronostic. C'est ainsi que la virulence du microbe, l'état général du sujet auront un rôle prépondérant. L'âge du malade a aussi une grande importance, et le petit opéré de M. le professeur Estor n'aurait eu que peu de jours à vivre, de par la cachexie que provoquait un épanchement abondant, si l'intervention avait encore été retardée. La rapidité de la guérison vint cependant démontrer combien l'agent était à ce moment peu virulent. Ce fait démontre aussi combien le traitement chirurgical modifie le pronostic des arthrites pneumococciques.

Enfin, il faudra toujours prévoir, comme conséquence immédiate ou éloignée, la possibilité de complications, telles que les synovites, l'ankylose, l'atrophie musculaire, contre lesquelles le médecin aura à lutter, ou les luxations pathologiques qui pourront condamner le malade à la claudication ou à toute autre infériorité fonctionnelle permanente.

TRAITEMENT

Le traitement donne, dans l'arthrite pneumococcique, des résultats habituellement très satisfaisants. Nous le diviserons en prophylactique et curatif.

1° *Traitement prophylactique.* — On devra faire avec un soin scrupuleux l'antiseptie de la bouche, dont le pneumocoque est l'hôte constant, ainsi que nous l'avons vu, et des fosses nasales, où on le trouve fréquemment. On ne saurait trop recommander l'usage des gargarismes et du lavage des orifices au cours des fièvres éruptives et des maladies infectieuses. Cette pratique, d'ailleurs, tend à se généraliser et l'on est en droit de penser qu'elle évite ainsi bien des infections métastatiques. Au cours et pendant la convalescence de la rougeole, notamment, il faudra entourer de soins constants les muqueuses orificielles, déjà si souvent atteintes par l'inflammation et le catarrhe.

2° *Traitement curatif.* — Mais, quand l'inflammation articulaire est franchement déclarée, de quels moyens dispose-t-on pour l'amener à bonne fin ?

L'*immobilisation* pourra y suffire dans quelques cas. On sait que ce principe domine la thérapeutique des infections articulaires. Il sera donc applicable ici et il pourra suffire à lui seul pour prévenir l'inflammation, ou tout au moins pour modérer son intensité.

Il faudra alors placer le membre en bonne position, c'est-à-dire de telle sorte que, même en cas d'ankylose, il puisse encore rendre le maximum de services. Ces positions, on le conçoit, sont variables avec chaque articulation ; nous ne nous attarderons pas sur ce point. Au membre inférieur, l'*extension continue* sera un bon adjuvant ; les moyens de la réaliser n'ont rien qui nous intéresse particulièrement ici.

La *révulsion* par la teinture d'iode, les pointes de feu, les vésicatoires ; la compression par les bandages ouatés, pourront aussi, concuremment avec l'immobilisation, hâter la guérison de l'arthrite. Ces divers moyens seront quelquefois suivis de succès dans les cas où tout se borne encore à une inflammation.

Mais quand l'épanchement est manifeste et persistant, l'indication se posera de l'évacuer, et les moyens d'y parvenir sont au nombre de deux principaux : la ponction et l'arthrotomie.

La *ponction* suffira d'ordinaire dans le cas d'arthrite avec épanchement séreux. Elle évacuera complètement l'articulation et sera suivie d'un pansement compressif.

L'arthrite à pneumocoques suppurée même pourra être justiciable de la ponction. La simple évacuation du liquide a pu suffire, de même que la thoracentèse peut être un traitement suffisant de la pleurésie purulente à pneumocoques. Mais il sera préférable de faire suivre la ponction d'un lavage antiseptique suivant la méthode de Piéchaud, de Bordeaux. Ce chirurgien a obtenu des guérisons complètes d'arthrite purulente par la simple ponc-

tion articulaire suivie d'un lavage au sublimé à 1 p. 1000.
L'arthrite à pneumocoques semble plus que toute autre
devoir bénéficier de cette pratique. Elle est toujours
simple et le plus souvent efficace. De même Tachard, de
Paris (*Revue de Chirurgie,* 1891), recommande la ponction suivie d'une injection antiseptique, qu'il laisse
quelques instants dans la synoviale distendue et qu'il
évacue ensuite.

L'*arthrotomie* est le traitement de choix dans les
arthrites ordinaires. Ce principe perd, ici, de sa rigueur,
comme nous venons de le voir. Cependant, quand l'épanchement est très abondant et constitué par un pus de
consistance épaisse, ou quand la collection, profondément
située, a pu s'accompagner de désordres importants,
l'arthrotomie reste encore indiquée. En tout cas, elle devra
être pratiquée sans retard, dès que le diagnostic aura été
fait et que l'on aura opté pour l'un des deux procédés
opératoires.

La cocaïne pourra être dans quelques cas un suffisant
anesthésique local ; le lieu de l'incision variera avec l'articulation intéressée. L'arthrite de la hanche sera abordée
par l'incision postérieure de Langenbeck ; le genou, par
deux incisions latérales de chaque côté de la rotule ; le
coude, par deux incisions postéro-latérales ; le poignet, par
une ouverture dorsale externe. Après complète issue du
pus, le nettoyage pourra être complété par un raclage, un
curettage, la désinfection, au moyen de tampons montés.
Les articulations peu accessibles seront irriguées avec des
solutions caustiques, telles que le chlorure de zinc, le
naphtol camphré, ainsi que nous l'avons vu faire avec succès par M. le professeur Estor. Toutefois, l'emploi de ces
agents aura moins d'importance ici que dans les cas d'ar-

thrite bacillaire. Il semble que la simple évacuation du pus
süffise presque toujours à amener la guérison. Toutefois,
quand les extrémités osseuses seront sérieusement com-
promises, quand la nécrose sera complète, la résection des
extrémités articulaires s'imposera. Mais ce sont là des faits
exceptionnels. Dans les points déclives, on placera quelques gros drains, qui assureront l'écoulement du pus et qui,
d'ordinaire, pourront être retirés au bout de quelques jours.
En appliquant le pansement, on tâchera de corriger les atti-
tudes vicieuses qui risqueraient de se perpétuer. En tout
cas, c'est là une précaution qu'il ne faudra pas négliger
dans les jours qui suivront ; le redressement brusque ou
progressif par l'extension continue, l'application d'un
appareil inamovible, seront les moyens indiqués pour arriver à un bon résultat.

Les atrophies musculaires qui sont la conséquence
presque constante de l'arthrite seront combattues par le
massage, les courants continus, faibles et permanents,
combinés aux courants faradiques, les bains sulfureux,
les douches chaudes. Il ne faut pas mobiliser les jointures,
sous prétexte d'éviter l'ankylose, tant que l'inflammation
persiste ; ce n'est pas tant l'immobilisation que l'arthrite
qui produit l'ankylose. Il faudra donc laisser le membre
immobile tant que persiste la douleur, l'on risquerait de
« réchauffer » l'inflammation et d'aller à l'encontre du but
qu'on se propose. On sera toujours à temps pour faire de
la mobilisation quand le processus infectieux sera éteint.

OBSERVATION

(Recueillie dans le Service de chirurgie infantile de M. le professeur Estor)
Arthrite suppurée de la hanche droite, post-rubéolique.

P. J..., âgé de 2 ans et 3 mois ; domicilié à Montpellier, entré à l'Hôpital-Suburbain le 5 juin 1900.

Antécédents héréditaires. — Père et mère bien portants.

Antécédents personnels. — Rougeole il y a deux mois, avec broncho-pneumonie double au déclin de la maladie.

Maladie actuelle. — Il y a un mois environ, l'enfant guérissait de sa broncho-pneumonie double, quand les parents s'aperçurent que l'enfant boitait. En même temps apparaissait au niveau de la hanche droite une tuméfaction douloureuse à la pression, qui présenta dans les premiers jours une teinte rougeâtre, mais ne tarda pas à prendre un aspect blanchâtre. L'enfant avait chaud le soir, refusait de manger et maigrissait progressivement.

État actuel, le 8 juin 1900. — Il existe, à la face postéro-externe de la cuisse droite, une vaste tuméfaction qui est le siège d'une fluctuation profonde permettant de diagnostiquer la présence du pus.

Opération. — Anesthésie au chloroforme. M. le professeur Estor pratique, à un travers de doigt en arrière du bord

postérieur du grand trochanter, une incision qui intéresse
la peau, le tissu cellulaire sous cutané, l'aponévrose et le
grand fessier. Il s'écoule aussitôt une abondante quantité
de pus que l'on peut évaluer à un tiers de litre. Le doigt,
introduit dans la plaie, reconnaît nettement la face postérieure du col et de la tête du fémur. Pour en être plus certain, on imprime au pied des mouvements d'adduction et
d'abduction et l'on sent alors nettement la tête rouler sous
le doigt. La capsule articulaire a donc disparu en totalité
à la partie postérieure de l'article. Drainage avec un gros
tube en caoutchouc. Par l'intermédiaire du drain, l'articulation est lavée à l'eau stérilisée, au chlorure de zinc et
à l'éther iodoformé.

Note du laboratoire. — Le pus contient, en nombre
modéré et à l'exclusion de toute autre forme microbienne,
des diplocoques souvent un peu allongés ; certains élé-
ments, un peu plus volumineux et déformés, paraissent
présenter des formes d'involution. M. le professeur Rodet
consulté pense à des pneumocoques. La culture sur agar
présente, en effet, les caractères des cultures de cette
espèce ; très fin semis de colonies, confluentes, à peine
visibles à l'œil nu.

Le 11 juin. — Premier pansement. Pas de pus. L'eau
de lavage ressort par le drain absolument propre. L'état
général est meilleur.

Le 18 juin. — Pas de suppuration. Le membre inférieur, qui était resté fléchi, est placé en extension et immo-
bilisé dans un appareil plâtré.

Le 23 juillet. — Guérison complète.

Le 1ᵉʳ novembre. — On revoit le malade, qui est en par-
faite santé. De son incision, il ne persiste qu'une légère

cicatrice en arrière du grand trochanter droit. Ce trochanter est un peu plus haut situé et forme une saillie un peu
plus prononcée que le trochanter gauche. L'enfant conserve de ce fait une légère claudication. La tête du fémur
ne peut être perçue dans la fosse iliaque externe.

CONCLUSIONS

1° L'arthrite à pneumocoques est assez fréquente, mais elle apparaît rarement d'emblée ; elle est ordinairement secondaire à une autre localisation pneumococcique.

2° Les causes prédisposantes jouent dans son apparition et dans sa localisation un rôle fort important. Au point de vue local, c'est surtout le rhumatisme ou les arthropathies antérieures qui désigneront les jointures atteintes ; au point de vue général, c'est l'état de débilité, quelle qu'en soit la cause, qui favorisera la multiplicité des localisations.

3° L'évolution en est ordinairement assez rapide.

4° C'est souvent la forme séreuse, plus souvent encore la forme purulente, qu'affecte l'arthrite à pneumocoques. La forme fibreuse est très rarement observée.

5° Dans la plupart des cas, le pneumocoque a été rencontré à l'état de pureté dans l'articulation malade.

6° Le pronostic de la lésion, considérée en elle-même et indépendamment de l'état général ou des autres localisations, est relativement bénin. L'arthrite à pneumocoques semble moins grave que les autres arthrites et que les autres localisations pneumococciques.

7° Le traitement par la simple ponction ou par l'arthrotomie est particulièrement efficace dans l'arthrite à pneumocoques.

INDEX BIBLIOGRAPHIQUE

Bezançon et Griffon. — Présence constante du pneumocoque à la surface de l'amygdale. (*Gazette des Hôpitaux*, 1898).

Forgue et Reclus. — Traité de thérapeutique chirurgicale, 1898.

Gangolphe. — Maladies infectieuses et parasitaires des os, 1894.

Gazette des Hôpitaux. — Années 1893, 97, 98.

Grasset. — De la pneumonie considérée comme une maladie générale. (*Montpellier-Médical*, 1877).

—   Un cas de pneumonie avec taches rosées (*Leçons de Clinique médicale*, 1898).

Gross. — Traité de pathologie générale chirurgicale, 1899.

Lagrange. - Lésions infectieuses et inflammatoires des articulations (*in* Traité de Chirurgie de Duplay et Reclus, 1899).

Landouzy. — Pneumococcie (*in* Traité de Médecine et de Thérapeutique de Brouardel, Gilbert et Girode, 1895).

Mauclaire. — Maladies inflammatoires des articulations (*in* Traité de Chirurgie de Le Dentu et Delbet, 1896).

Max Schuller. — Des bactéries dans les arthrites métastatiques.

Picqué et Mauclaire. — Thérapeutique chirurgicale des maladies articulaires, 1895.

Poulet et Bousquet. — Traité de Pathologie externe, 1885.

Presse Médicale. — Années 1896, 98, 99, 1900.

Progrès Médical. — Années 1891, 93, 95, 97, 98.

Revue de Chirurgie. — Années 1880, 85, 86, 91, 98.

Reclus. — Manuel de pathologie externe.

Tillaux. — Traité de Chirurgie clinique, 1894.

Tournier et Courmont. — Arthrite purulente suraiguë à pneumocoques (*Revue de Médecine*, 1897).

Trousseau. — Clinique médicale de l'Hôtel-Dieu de Paris, 1872.

Vogelius. — Les arthropathies dans la pneumonie croupale (*Archives de Médecine expérimentale*, mars 1896).

Zuber. — Localisations pneumococciques provoquées accidentellement au cours de la pneumonie (Thèse de Paris, 1896).

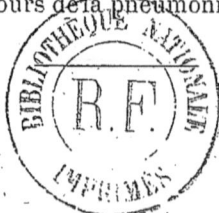